OBSERVATIONS

SUR L'ACTION

DE LA CIGUË AQUATIQUE

DANS LE SQUIRRHE

LUES A LA SOCIÉTÉ DE MÉDECINE DE VERSAILLES

Par M. DESPAGNE (MAXIMILIEN) en 1868

Première Observation

Madame J..., âgée de trente ans, exerçant la pro-
fession très-rude de maraîchère, ayant toujours joui
d'une bonne santé, et née de parents très-sains, me
consulta pour une tumeur développée assez lentement,
sans cause appréciable, dans la mamelle droite, où,
depuis quelque temps, des douleurs lancinantes se
faisaient sentir. Lorsque j'examinai cette tumeur, alors
d'une grosseur notable, elle était à peu près sans douleur au palper, très-dure et lisse, non mamelonnée et
flottante, libre d'adhérence à la peau, dans un tissu
adipeux d'un sein naturellement très-volumineux. Pen-
sant avoir exactement apprécié la nature de l'affection,
à mon sens squirrheuse, ma pensée fut que tout traitement médical échouerait et qu'il n'y avait d'autre parti
à prendre que celui d'une prompte oblation, car toute
temporisation diminuerait la chance d'un succès à peu
près certain, si l'on ne se hâtait d'opérer. Je commu-

niquai donc, avec tous les ménagements possibles, ma pensée au mari d'abord, puis à la femme; elle ne fut pas mal accueillie. Toutefois, dans cette occurrence délicate, je crus devoir les engager à consulter une des sommités chirurgicales de Paris; ils s'adressèrent au professeur Antoine Dubois; après un examen attentif, il émit l'avis formel qu'il fallait sans délai enlever la tumeur.

Le 4 novembre 1826, je pratiquai l'opération en présence de MM. les docteurs Pénard, Fournier et Vitry, qui me prêtèrent leur concours. La plaie qui en résulta, de forme elliptique, étendue de droite à gauche, avait dû, eu égard au volume de la tumeur, être vaste et profonde; on examina avec soin les tissus environnants et sous-jacents à la tumeur; tout nous parut dans de bonnes conditions. J'ajouterai que les glandes axillaires et les vaisseaux lymphatiques qui y aboutissent ne paraissaient nullement participer à l'affection de la glande mammaire (1). Il ne se manifesta aucun accident; la cicatrisation marcha régulièrement, bien qu'avec lenteur : la grandeur de la plaie, sa direction transversale, le froid intense d'un hiver fort long et les mauvaises conditions hygiéniques de l'habitation de la malade, peuvent expliquer la lenteur de la cicatrisation.

Le 29 février 1827, quatre mois environ avant l'opération, je cessai de voir madame J...; la cicatrice ne

______

(1) Nous emportâmes la tumeur à l'hôpital et l'examinâmes attentivement en présence de plusieurs médecins; ils constatèrent son caractère squirrheux; vers son centre tout à fait intérieur on semblait voir un commencement de ramollissement; le tissu mammaire avait entièrement disparu, on n'en voyait plus la moindre trace.

laissait rien à désirer ; les tissus environnants examinés avec une scrupuleuse attention par les confrères qui m'avaient assisté lors de l'opération et par moi nous semblaient être dans le meilleur état ; mais deux mois environ après ma dernière visite, madame J... vint me voir ; elle avait une certaine pâleur, et me parut affaiblie ; elle était très-tourmentée, et me fit connaître la cause de son inquiétude en me montrant ce qui restait de sa mamelle opérée ; je vis en effet qu'à un ou deux centimètres de la circonférence de la cicatrice, toutefois indemne de ce qui s'était développé au-delà de ses bords, une série de petites tumeurs sous-cutanées, et dont deux ou trois avaient la grosseur d'une aveline. J'éprouvai alors une vive anxiété ; ces tumeurs, qui toutefois étaient à peine douloureuses, sans adhérence appréciable à la peau, mais avaient presque la dureté squirrheuse, me firent redouter dans un certain temps, peut-être prochain, l'apparition d'accidents incoercibles. Cependant je dissimulai mon inquiétude et rassurai la malade ; je lui recommandai, d'abord, non de cesser son travail, cela aurait été vouloir l'impossible tant elle était habituée à une vie laborieuse, mais au moins de le modérer ; je lui fis aussi la recommandation d'user d'une bonne nourriture, ce qu'elle était en mesure de faire, mais ce que ne font pas toujours les gens de la campagne, alors que souvent ils le pourraient ; puis je lui prescrivis quelques amers, et enfin, comme chose très-essentielle, des applications permanentes de ciguë aquatique fraîche sur toute l'étendue de la partie intéressée et même au delà ; je savais qu'il y en avait en abondance dans son voisinage, le long d'un petit cours d'eau. Cette plante devait être préalablement contuse dans un mortier avec addition d'un peu d'eau, pour en former, sans mélange d'autres choses et sans lui faire subir d'ébullition, une sorte de topique qu'on couvrirait d'un linge fin, puis d'une ouate glacée du côté extérieur pour maintenir une douce chaleur et un peu d'humidité. Ces épithèmes, fréquemment renouvelés, s'étendaient bien au-delà des bords de la cicatrice, de sorte que la surface absorbante était très-étendue ; aussi l'absorption des médicaments devait-elle être considérable, et d'autant plus que la peau, chez cette malade, était très-fine et entretenue dans un état convenable de propreté : de temps à autre on les suspendait pour y revenir de nouveau ; ils furent continués bien au-delà de l'époque de la disparition des petites tumeurs. Ce traitement a été très-lent dans son action, mais, pour avoir été lent, il n'en a pas moins été couronné d'un plein succès. La malade, avec l'espérance et le calme de l'esprit, récupéra bientôt sa bonne santé des meilleurs jours, et avec ses forces d'autrefois elle reprit entièrement ses travaux de maraîchère. En prescrivant la ciguë en application externe, mon intention n'a pas été d'agir sur l'élément, douleur qui d'ailleurs se faisait peu sentir, mais comme fondant d'engorgements qui pouvaient prendre un caractère squirrheux, si ces engorgements ne l'avaient déjà. Cependant je ne pouvais me défendre d'un certain doute sur un bon résultat, puisque nombre de médecins d'une grande distinction avaient formellement nié son efficacité dans ce genre d'état pathologique ; mais, d'un autre côté, des praticiens très-autorisés et consciencieux ayant affirmé avoir obtenu, en l'employant, d'éclatants succès, je ne crus rien faire de mieux que de me rendre à leurs assertions et à leur expérience : j'eus donc recours à la ciguë; et d'ailleurs à quels autres moyens s'adresser pour le cas dont il s'agit? auraient-ils été plus efficaces? j'en doute. Je ne l'administrai pas à l'intérieur; j'avais à conserver soigneusement les bonnes dispositions de l'estomac qui, peut-être, aurait pu en être dérangé, ainsi que je l'ai vu dans quelques circonstances; je me bornai donc à l'usage externe et au mode de préparation bien simple que j'ai signalé. Alors la ciguë ne subissait aucune altération dans sa composition intime et le peu d'eau qu'on ajoutait au moment de la contusion de cette plante, était pour faciliter l'épanchement du suc de la plante.

Madame J... vécut encore dix-huit à vingt ans et toujours dans un état de santé satisfaisante; mais quatre ou cinq mois avant sa mort, elle fut prise d'un engourdissement à peine sensible du côté gauche de la face et plus tard des membres supérieurs et inférieurs du même côté : tout d'abord elle ne tint pas compte de cet état et continua ses travaux à peu près comme à l'ordinaire; mais enfin les symptômes s'aggravèrent et force fut à la malade de recourir à mes conseils. Chose étrange! ce qui la préoccupait le plus, c'était une tumeur, d'une dureté évidemment squirrheuse, ayant graduellement acquis la grosseur d'un œuf de poule, placée dans la fosse iliaque droite, et paraissant prendre son point de départ profondément. Madame J... semblait soupçonner une certaine similitude entre cette tumeur et celle qui, autrefois, s'était développée dans sa mamelle droite. Tous les moyens que j'ai cru devoir mettre en usage pour arrêter les progrès de la paralysie ont été infructueux; la résolution des membres est devenue complète; les sens de la vue et de l'ouïe se sont graduellement éteints, ainsi que les autres facultés dépendantes de l'action cérébrale, et la mort est survenue cinq mois environ après l'invasion des premiers symptômes de la paralysie.

Il est fâcheux que l'examen du cerveau n'ait pas eu lieu; peut-être aurait-on trouvé dans une altération squirrheuse la cause possible de la paralysie. Le squirrhe de la substance cérébrale est, dit-on, extrêmement rare, si même il a jamais été bien constaté. Cela ne doit pas impliquer, ce me semble, la pensée absolue qu'il n'a jamais attaqué cette substance. S'il y avait eu possibilité de faire cette autopsie du cerveau, peut-être aurait-on rencontré un cas concluant : on peut le supposer; il n'y a rien à cela d'invraisemblable, si on réfléchit à ce qui s'était passé jadis chez madame J... et ce qui s'est manifesté dix-huit à vingt ans après, c'est-à-dire à l'apparition, dans la fosse iliaque droite, d'une tumeur qui, évidemment, ainsi que je l'ai dit, avait la dureté squirrheuse, et enfin à la marche assez singulière, selon moi, de la paralysie.

Peut-il être permis d'avancer, ici je suppose toujours, avec quelque raison, que la tumeur de la fosse iliaque était de nature squirrheuse et sans doute aussi l'affection qui a atteint le cerveau; peut-il être permis, dis-je, d'avancer que le germe, le genre squirrheux n'a jamais cessé d'exister chez madame J...; mais que si, de nouveau, il ne s'est révélé que longtemps après l'affection de la mamelle, c'est qu'il était resté assoupi sous l'action énergique de la ciguë aquatique; de même que reste assoupi le génie varioleux, jusqu'au moment

où, le virus-vaccin venant à s'épuiser, il reprend toute
sa puissance. A peine osé-je, Messieurs, vous poser cette
question ; cependant si vous la croyez digne de votre
attention, veuillez la discuter et ainsi m'éclairer de vos
observations, de votre expérience et de vos lumières.

DEUXIÈME OBSERVATION

Madame P ..., alors qu'elle avait à peu près trente-
cinq ans, vint me consulter pour une tumeur, qui, sans
cause appréciable, s'était, depuis un certain laps de
temps, développée dans la mamelle gauche, et qui lui
faisait éprouver quelques douleurs lancinantes.

A l'époque où cette tumeur fut soumise à mon examen, elle occupait plus du tiers gauche du sein, et
commençait à deux centimètres du mamelon ; elle était
assez lisse mais très-dure, sans douleur au palper, que
toutefois je n'exerçai qu'avec une grande circonspec-
tion. Par son centre elle paraissait avoir contracté adhérence avec la peau ; celle-ci, vers ce point, offrait à
l'extérieur une nuance faible d'altération, et était un
peu grippée. Était-ce un simple engorgement chronique
sub-inflammatoire de la glande mammaire, ou plutôt
le fait d'une disposition squirrheuse? Dans l'une ou
l'autre hypothèse, il m'a semblé que le même traitement pouvait être employé. En conséquence, je prescrivis, pour le jour, de faire de douces onctions sur la
tumeur et au delà avec une pommade dans laquelle
entrait de l'extrait de ciguë, et pour la nuit, après
qu'une autre onction aurait été pratiquée, d'appliquer
un cataplasme fait avec de la mie de pain, de la farine
de graine de lin et une décoction de tiges de ciguë ; ce

cataplasme devait être saupoudré de poudre impalpable
de la même plante. Pendant plusieurs jours on suspendait ce traitement et on lui substituait un emplâtre
composé de savon médicinal, d'emplâtre de vigo et
agglutinatif, pour revenir aux premiers moyens. Ils
furent encore continués un certain temps sans qu'aucune modification se manifestât. Mais enfin on attei-
gnait le moment bien désiré où l'on pourrait se pro-
curer de la ciguë fraîche; c'était de la ciguë aquatique.
Alors je l'employai de la même manière que dans le
cas de madame J... La malade, qui redoutait horriblement une opération, et elle ne s'y serait pas soumise, mit une exactitude et une persévérance rares à
exécuter la prescription. Elle s'en trouva bien; car,
sous son action, la tumeur diminua peu à peu pour
disparaître enfin entièrement.

A l'occasion des ménagements que j'ai apportés dans
la palpation de cette tumeur on m'a fait l'objection
suivante : Pourquoi avoir négligé ce moyen puissant
de diagnostic, alors surtout que l'absence de la douleur
le rendait facile et que l'observation n'a de valeur que
par la rigueur du diagnostic? Je réponds à cela que
malgré les ménagements que j'ai mis dans mon in-
vestigation, il ne m'a pas été difficile d'apprécier le
degré de densité et de sensibilité de la tumeur, et cela
par une habitude du palper acquise de longue date, et
puis aussi par le fait que cette tumeur n'était recou-
verte que par une couche très-mince de tissus adipeux;
mais en pétrissant fortement, que pouvais-je acquérir
de plus que ce que j'avais acquis? et, d'ailleurs, des
pressions trop fortes et répétées n'auraient-elles pas
eu pour conséquence de faire que les douleurs lanci-

nantes dont j'ai parlé, ne devinssent permanentes et plus vives, et n'amenassent des dispositions rendant les chances de guérison plus difficiles.

Troisième Observation

Madame M..., âgée de cinquante à cinquante-cinq ans, d'un tempérament nerveux, sanguin, ayant éprouvé, dans les dernières années de sa vie, de vifs chagrins que souvent elle concentrait, voit se développer dans la mamelle droite, sans causes appréciables et lentement, une tumeur dure où ne tardèrent pas à se faire sentir des douleurs lancinantes. Malgré la crainte que lui inspirait ce mal dès son principe, madame M..., ne fit qu'un traitement assez insignifiant. Cependant la tumeur prenait un sérieux accroissement; en même temps l'inquiétude grandissait, et la malade semblait ne pas s'abuser sur la nature de son mal et sur le sort qui l'attendait. Toutefois, n'ayant pas oublié que j'avais autrefois donné des soins à son mari, à ses enfants et à elle-même, alors qu'elle était atteinte d'une affection du col de l'utérus dont elle guérit sans retour, elle se décida à venir me consulter, bien qu'elle n'ignorât pas que, pour cause d'âge et de santé, j'avais abandonné la carrière médicale. Il y avait plusieurs années que je ne l'avais vue; elle me parut très-changée : c'était moins l'effet de l'âge ou même de son mal, car il n'é- tait pas encore arrivé à un certain état, que l'effet de ses souffrances morales dont j'avais entendu parler. J'examinai sa tumeur; elle était assez volumineuse, très-dure, un peu mamelonnée; des douleurs lanci- nantes très-vives s'y faisaient souvent sentir, mais n'augmentaient ni ne se réveillaient par le palper. Elle semblait avoir contracté, par sa partie centrale, des adhérences avec la peau; celle-ci, toutefois, n'était ni grisâtre, ni grippée, ni enfoncée vers le point présumé d'adhérence, et n'avait pas acquis de densité anormale; en un mot, elle paraissait saine; cependant on pouvait pressentir que, dans un temps peut-être peu éloigné, elle participerait de l'affection de la glande. Quelle était la nature de cette tumeur? Rien ne me disait qu'elle ne fût pas squirrheuse. Pendant ma très-longue carrière médicale que j'ai suivie, soit comme élève à Paris, soit à l'hôpital de Versailles, où je suis resté en qualité d'interne pendant douze ans par le fait d'une circonstance particulière, soit à la campagne ou à la ville où ma clientèle était fort nombreuse, j'avais trop vu d'affections de ce genre pour ne pas avoir la certitude que j'avais à faire à un état squirrheux de la glande mammaire. Alors je ne balançai pas à prescrire le traitement que déjà j'avais mis en usage, et avec succès dans les deux cas que je viens de rapporter. *Sous son action les douleurs disparurent et la tumeur resta stationnaire :* eu égard au peu de temps écoulé depuis le commencement du traitement (un mois et demi à peu près) et au volume de la tumeur, c'est tout ce que je pouvais espérer. Cependant la malade se tourmentait et témoignait de l'impatience; ma position devenait difficile et délicate; je pensais que dans un temps donné, et les symptômes s'aggravant, il me deviendrait impossible de voir assidûment la malade; je l'engageai donc à consulter à Paris; j'avais toutefois la pensée que l'on continuerait le traitement que j'avais prescrit, lequel, s'il ne guérissait pas, pou-

vait au moins retarder le terme fatal; ce qui n'était
pas chose à dédaigner pour raison de famille, et, d'autre part, gagner assez de temps pour amener madame M... à se décider à subir une opération; la
chose aurait été difficile; je connaissais ses idées à ce
sujet; mais enfin, cette dame étant d'une grande douceur, ayant d'ailleurs grand désir de guérir et aussi
grande confiance en moi, on serait, sans doute, parvenu à triompher de sa répugnance et de ses craintes.
Je pose donc ici l'hypothèse où l'ablation aurait été
reconnue praticable; quant à moi, j'avais l'idée qu'elle
pouvait l'être. Je ne considérais pas comme étant un
obstacle le volume de la tumeur, ni l'époque de son
apparition qui datait déjà d'un certain laps de temps;
elle flottait dans un tissu adipeux paraissant indemne
de toute altération et n'avait, ainsi que je l'ai rapporté,
que des adhérences peu considérables avec la partie
la plus profonde du derme : en outre, il n'existait pas
d'engorgement des ganglions axillaires, ni sur le parcours des vaisseaux lymphatiques qui s'étendent de la
mamelle vers l'aisselle. L'état général semblait alors
assez satisfaisant, l'appétit était bon et les digestions
faciles.

Une vingtaine de jours après ma dernière visite,
j'appris par madame M... que, s'étant entretenue avec
ses proches relativement à l'avis que je lui avais
donné, elle était déterminée à s'adresser à une sommité chirurgicale de Paris; mais elle me fit promettre
de continuer à lui faire quelques visites ou de la recevoir chez moi; je lui tins parole et même au-delà de ce
que j'avais promis. Plus de trois semaines ou un mois
après avoir été consulté, madame M... vint me voir;

elle était horriblement tourmentée; il y avait de quoi,
en effet; la mamelle était devenue énorme, dure, tendue
et douloureuse; le squirrhe de la glande ne semblait
ne plus faire qu'un tout avec le tissu adipeux et la
peau. Elle me rapporta qu'on lui avait prescrit de cesser
tout le traitement que j'avais institué pour y substituer
des-badigeonnages avec la teinture d'iode, et, en outre,
de faire usage de quelques tisanes qui me parurent
assez insignifiantes. En vue de la triste position dans
laquelle madame M... se trouvait, on me demanda s'il
ne serait pas urgent qu'elle reprît une nouvelle consultation du même chirurgien; c'était une célébrité
trop considérable pour que j'hésitasse à répondre affir-
mativement. La nouvelle prescription a été de cesser
la teinture d'iode, de rester quelque temps sans rien
faire, sinon de prendre à l'intérieur, matin et soir, des
gouttes de teinture de ciguë; le traitement externe
consista dans des onctions sur toute la mamelle et un
peu au delà avec une pommade dans laquelle entrait
comme agent principal de l'oxyde rouge de plomb.
Bientôt l'épiderme se déchire; des petits tubercules
oblongs, durs et d'un rouge terne, se développent autour de la mamelle, se multiplient et gagnent du terrain surtout en bas et en arrière; puis tout l'épiderme qui recouvre l'organe malade disparaît entièrement, et de sa surface dénudée s'écoule une quantité
énorme d'un liquide grisâtre d'une odeur insupportable;
enfin des ulcérations apparaissent et s'étendent rapide-
ment en largeur et en profondeur, ne forment plus
qu'une hideuse et vaste plaie cancéreuse. Deux mois
environ après la seconde consultation, la mort vint mettre un terme à l'état affreux de cette malheureuse femme.

Pourquoi n'avoir pas continué le traitement que j'avais prescrit? . . . .

. . . .

. . . .

. . . .

Je le sais aussi bien que personne, trois observations ne suffisent pas à établir, d'une manière indiscutable, l'action d'un médicament; aussi, rapportant les trois faits qui précèdent, je ne saurais prétendre à refaire à la ciguë aquatique une réputation qui est peut-être de nos jours un peu oubliée. Je me plais à reprendre dans mes notes et ma mémoire les faits pathologiques qui, à titres divers, m'ont le plus ou moins frappé. Je ne suis pas de ceux qui louent exclusivement le temps passé; j'applaudis de tout cœur aux incontestables progrès de la science médicale; une remarque me paraît néanmoins s'imposer à tous ceux qui observent, c'est qu'à mesure que certains progrès se dessinent et certains moyens thérapeutiques se mettent mieux en lumière, il semble que ce soit au détriment des ressources déjà acquises antérieurement; certes, nous savons la chimie et la physique mieux que ne là savaient nos pères, mais nos pères connaissaient la botanique pratique et les secours qu'on pourrait lui emprunter beaucoup mieux qu'on ne le sait de nos jours. Il semble que la connaissance des plantes et de leurs vertus, comme on disait jadis, ait perdu tout le terrain que les ressources chimiques et minéralogiques ont conquis. C'est là un fait regrettable, assurément; si nous n'usions pas, jusqu'à en abuser, du quinquina de l'Amérique, quelles armes nous resteraient contre ces fièvres pernicieuses qui sont aujourd'hui incontestablement plus fréquentes dans nos climats qu'elles ne l'étaient jadis. Je ne saurais vouloir attribuer à la ciguë aquatique dans le cancer l'action du quinquina dans les fièvres pernicieuses, mais je ne puis m'empêcher d'être frappé de ce qui se passe dans la première observation que j'ai citée. Il y a de plus une considération sur laquelle je veux insister, surtout au point de vue pratique, c'est l'opportunité de l'emploi du moyen. — Je veux dire par là qu'il faut bien prendre la plante à son heure, pour ainsi dire, et à son vrai moment d'emploi.

L'aconit des montagnes du Dauphiné a certainement, si ce n'est une autre action, au moins une action plus énergique que cet aconit qu'avec une certaine imprudence nous cultivons dans nos jardins; je suis convaincu qu'en cueillant la plante dans les conditions d'humidité et de sol qui lui conviennent là où elle croît naturellement, en un mot, et où elle se reproduit facilement, on arrive à en extraire toutes les qualités qu'elle possède.

Dans la première des deux observations, j'ai eu l'idée de faire usage de la ciguë aquatique parce que je savais que de temps immémorial les ciguës, la grande surtout, avaient été employées contre les affections cancéreuses avec plus ou moins de bonheur, soit à l'intérieur, soit à l'extérieur; comme je trouvais sous la main et à portée d'application des plantes de la même famille, et que je désirais employer ces plantes à l'état frais, je résolus de me servir de la ciguë aquatique. Je n'ignorais, je le répète, que c'est surtout la grande ciguë (*conium maculatum*) qu'on a utilisée dans les engorgements des glandes et des viscères, et que la cicutaire vireuse (*cicutara virosa*), ce qu'on appelle vulgairement ciguë aquatique, avait été moins fréquemment employée en médecine; mais j'ai été surtout séduit par la beauté des échantillons que j'avais sous la main dans des eaux demi-courantes et sur le bord des ruisseaux. Admettant du reste, ce qui a été noté d'ailleurs, que la ciguë aquatique perd presque toute son énergie par la dessication, j'ai voulu ne l'employer qu'à l'état frais. Ainsi donc voilà une femme de trente ans qui a une tumeur du sein, laquelle tumeur est enlevée et paraît de nature squirrheuse.

En 1826, le microscope n'avait pas encore dit ce qu'il dit aujourd'hui, mais, bien que le diagnostic ne pût pas être rigoureux au point de vue histologique, on admettra bien cependant, surtout la tumeur une fois enlevée, qu'on ait pu, au moins approximativement, en déterminer la nature. Il s'agit si bien d'un squirrhe, que deux mois après l'opération, autour de la cicatrice, des indurations apparaissent comme si le mal allait récidiver. Des applications constantes de ciguë aquatique suivant la forme indiquée plus haut font disparaître le mal, lors même que les engorgements que je crois réellement squirrheux, eussent été simplement fibreux, ils ne me paraissent pas moins avoir cédé à l'action de la plante.

Une tumeur s'est manifestée beaucoup plus tard dans la fosse iliaque, et si elle n'a pas cédé sous l'action du même moyen, c'est que, d'une part, les conditions physiologiques étaient moins favorables, et que, de l'autre, l'application immédiate du moyen n'était pas aussi facile.

Dans la seconde observation, j'ai eu même résultat

favorable par des circonstances à peu près identiques;
je suis donc tenté de voir là une relation de cause à
effet, et je serais heureux si les observations que je
rapporte, pouvaient encourager l'emploi du moyen
qui semble m'avoir réussi.

———

VERSAILLES. — Imprimerie CRÉTÉ.